RECHERCHES NOUVELLES

SUR LA NATURE ET LE TRAITEMENT PREVENTIF

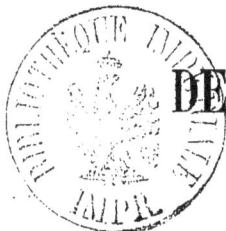

DE L'ASTHME

PAR

M. LE Dʳ DUCLOS (DE TOURS)

Médecin de l'hôpital Saint-Gatien, interne et lauréat des hôpitaux de Paris,
Lauréat (prix Montyon, médaille d'or),
Lauréat (grand prix, médaille d'or) de la Faculté de Paris,
Médecin de l'administration du chemin de fer d'Orléans.

PARIS

TYPOGRAPHIE HENNUYER, RUE DU BOULEVARD, 7.

—

1861

LA NATURE ET LE TRAITEMENT DE L'ASTHME.

Mon illustre maître, le professeur Trousseau, dans sa clinique médicale de l'Hôtel-Dieu de Paris, s'exprime dans les termes suivants :

« Le docteur Duclos (de Tours) a établi que chez presque tous les asthmatiques il y avait une diathèse herpétique : c'est un fait que j'ai pu constater aussi de mon côté. Or, quand l'asthme prend pendant quelques jours la forme continue dont je vous ai parlé plus haut, avec sécrétion exagérée des bronches, il estime qu'il se fait sur la membrane muqueuse pulmonaire une poussée eczémateuse analogue à celles que nous voyons si souvent sur d'autres membranes muqueuses ou à la peau.

« Cette théorie de M. Duclos explique jusqu'à un certain point l'allure bizarre de cette forme d'asthme ; mais elle ne donne pas plus que les autres la clef de l'intermittence ou de la rémittence de la dyspnée, qui restent toujours là pour témoigner de la présence de l'élément nerveux. »

J'ai pour but, dans ce petit travail, d'exposer comment j'ai été conduit à cette théorie de l'asthme, sur quelles considérations et aussi sur quels faits elle repose. Je veux faire voir que seule elle explique les formes variées de l'asthme, la forme intermittente ou même simplement fugace, aussi bien que la forme continue. Je veux dire enfin quelles conséquences j'en ai déduites quant à la thérapeutique, et comment ici encore la médication est venue confirmer l'opinion que je m'étais faite de la nature de la maladie.

On comprend pourtant qu'il ne saurait entrer dans ma pensée d'établir ici une monographie de l'asthme. Ce travail sortirait des limites que je m'impose. Je dois et veux me borner à un simple récit des recherches qui me sont personnelles.

On imaginerait difficilement dans quelle incertitude, dans quelle incohérence, le défaut de précision du langage médical a jeté les praticiens à l'occasion de l'asthme.

Un individu a de l'oppression habituelle. Il s'essouffle au moindre effort, à toute marche un peu vive, et surtout à tout mouvement d'ascension. Cette dyspnée s'accroît par intervalles, pour diminuer à d'autres moments, mais sans jamais cesser. On constate ou non quelque trouble du côté du cœur, et on déclare le malade atteint et convaincu d'asthme.

D'autres fois la dyspnée apparaît surtout quelques heures après le repas, pour persister jusqu'à la fin du jour. On oublie de percuter le côlon transverse, particulièrement à sa jonction avec le côlon descendant, et d'y reconnaître une accumulation gazeuse considérable. La dyspnée seule préoccupe, et là encore on diagnostique un asthme.

Dans d'autres circonstances une phlegmasie chronique a amené un épaississement de la membrane muqueuse des bronches, avec sécrétion épaisse et abondante. La respiration est habituellement gênée ; mais le moindre mouvement augmente la dyspnée, par ce fait physiologique si simple, qu'il accélère les mouvements respiratoires et exige l'introduction dans le poumon d'une plus grande quantité d'air. Ici encore le fait saillant devient la dyspnée, et on le décore du nom d'*asthme*.

Une autre fois, sous une influence hystérique, la respiration se précipite. Un sifflement se produit, plus souvent laryngé que bronchique ; la dyspnée est considérable ; elle a tous les caractères apparents de celle qui accompagne un véritable accès d'asthme violent ; elle dure à peu près le même temps ; un asthme est encore diagnostiqué.

Je pourrais multiplier à l'infini ces exemples de désignations d'asthme, improprement appliquées à des maladies qui en diffèrent essentiellement. Il n'est pas un praticien qui n'ait vu ou qui n'ait eu à se reprocher quelquefois ce vice de langage. Et pourtant on ne saurait trop répéter de quelle absolue nécessité il est de bien s'entendre sur la désignation des espèces morbides, afin de ne pas raisonner sur des unités de nature différente. Ici, la confusion tient souvent et exclusivement au symptôme dyspnée, accompagnée ou non de lésions anatomiques appréciables.

C'est là une erreur grave.

L'asthme n'est pas seulement la dyspnée : ce n'est pas, comme la dyspnée, un symptôme ; c'est toute une espèce morbide, une maladie complète, maladie essentielle, caractérisée par des attaques plus ou moins répétées, et s'accompagnant d'une dyspnée dont le caractère spécifique est la périodicité.

Sauvages, dans sa nosologie, l'avait parfaitement vu, quand il écrivait cette définition :

« Asthma est morbus chronicus cujus præcipuum symptoma est
« periodice recurrens spirandi difficultas.

« Dyspnæa est difficultas spirandi (un symptôme, et non *morbus*,
« une maladie) chronica, ut in asthmate, et non intermittens, unde
« ab asthmate differt. »

J'avais besoin de bien établir ces faits vraiment capitaux, afin
de faire comprendre sur quelle maladie ont porté mes recherches,
soit de pathologie, soit de thérapeutique. Il demeurera ainsi bien
entendu que je parle, non d'une dyspnée symptomatique, d'une affection, soit des bronches, soit du poumon, soit du cœur, soit des
gros vaisseaux, soit du gros intestin, soit enfin hystérique, mais
bien d'une affection spéciale, essentielle, d'une véritable maladie
caractérisée par des attaques consistant en des accès d'oppression,
attaques reparaissant à des époques plus ou moins régulières et
rapprochées, dans l'intervalle desquelles les fonctions respiratoires
reprennent leur régularité habituelle.

Après avoir ainsi exactement délimité la maladie qui me semble
mériter seule le nom d'asthme, je me suis demandé quelle en pouvait être la nature, et pour cela, d'une part, j'ai lu attentivement
ce qu'en ont écrit les auteurs, et, d'autre part, j'ai minutieusement
étudié les cas qui se sont présentés à mon observation.

Or voici ce que j'ai vu :

La plupart des auteurs, depuis les plus anciens jusqu'à nos plus
modernes, ont confondu l'asthme avec la dyspnée, et se sont ainsi
exposés à ranger sous le même nom un grand nombre de maladies.
si variées pourtant, qui peuvent donner lieu à de l'oppression, soit
habituelle, soit fréquente. De temps en temps on trouve bien quelques admirables descriptions de l'asthme en tant que maladie essentielle, spéciale au même titre que la pneumonie, la fièvre typhoïde,
la scarlatine ; mais il est vrai de dire pourtant, qu'à l'exception
d'Hippocrate, d'Arétée, de Van Helmont, de Willis, Cullen, Sauvages, Franck, dont les opinions sont mentionnées dans l'excellente thèse de mon ancien collègue et ami Mercier Sainte-Croix, la
plupart des auteurs ont commis la confusion que je signale. De nos
jours, MM. Rostan, Louis et Beau ont en quelque sorte nié l'asthme
en tant que maladie essentielle. Ils en ont fait un simple symptôme
dépendant soit d'une affection du cœur ou des gros vaisseaux, soit
d'un emphysème pulmonaire, soit d'un catarrhe des petites bronches.

M. Trousseau a trop victorieusement réfuté ces opinions dans sa
clinique médicale, pour qu'il soit nécessaire d'y revenir. Il ne me
restait donc qu'une seule appréciation possible, celle de cet illustre

praticien, qui voit dans l'asthme une névrose pulmonaire, soit simple, soit greffée sur des lésions organiques, mais en devenant alors une complication et non un symptôme.

Or, plus j'avance dans la pratique médicale et plus, je l'avoue, augmente ma défiance des névroses : si souvent le mot d'accidents nerveux n'est qu'une étiquette qui recouvre et cache notre ignorance !

De plus, je ne voyais guère là, dans bien des circonstances, les conditions propres au développement d'une névrose.

Un individu est pris d'éternuments répétés, saccadés ; son nez coule, puis, le soir, un accès d'asthme se produit.

Un autre entre dans un moulin, s'expose à la poussière de la farine ; il est pris d'asthme, et il n'en sera jamais repris qu'à la condition de s'exposer de nouveau à cette farine.

La fumée de bois, celle de tabac, la poussière de l'ipécacuanha, certaines vapeurs, certaines odeurs, vont amener le même résultat.

Tel homme a vu disparaître brusquement une affection cutanée, un eczéma, un herpès, et un violent accès d'asthme est survenu.

Chez tel autre, un vésicatoire, un cautère, établis depuis longtemps, ont été taris, et une crise d'asthme s'est manifestée.

Tout cela n'a vraiment guère l'apparence d'une simple névrose.

Je me le disais chaque fois, je me le répétais et je cherchais toujours.

Or, j'avais été bien souvent frappé de ce fait, qu'en général, les asthmatiques purs, à asthmes vraiment essentiels, ont été atteints d'affections cutanées à des degrés et avec une intensité variables d'ailleurs, ou bien sont nés de parents chez lesquels on retrouve, *sous une manifestation ou sous une autre,* le vice dartreux.

L'extrême fréquence de cette coïncidence m'avait beaucoup impressionné. J'en tenais bonne note, et je me demandais si l'asthme n'était pas, après tout, une simple psore bronchique.

L'observation ne tarda pas à confirmer cette opinion, et, en y réfléchissant davantage, je trouvai bientôt qu'à chaque variété dans la forme de l'asthme correspond une variété dans la poussée herpétique qui se fait aux bronches ; qu'ainsi, si nous admettons aux bronches une simple urticaire, éruption fugace, voltigeante, si j'ose dire ce mot, nous aurons l'accès de l'asthme rapide, fugace, revenant et disparaissant rapidement pour revenir.

Si nous admettons l'érythème, nous aurons l'accès d'asthme plus persistant, plus long, offrant moins d'inégalités dans tout le cours de l'accès, en quelque sorte rémittent.

Si enfin nous admettons l'eczéma, nous aurons l'asthme à forme continue, avec sécrétion considérable des bronches, conservant pourtant son cachet d'exacerbations intermittentes, parce que là, comme à la peau, l'eczéma détermine des poussées successives et non une poussée unique.

Développons rapidement cette manière de comprendre l'asthme, et il sera facile de voir qu'elle seule permet de saisir sa marche intermittente, à périodes irrégulières, et de se rendre compte des causes, souvent si bizarres, qui paraissent le provoquer.

Comment, en effet, se produit l'urticaire? Sous quelles influences se développe-t-elle? Quelle marche suit-elle?

Un homme, dans le meilleur état de santé, mange certains aliments spéciaux, déterminés, ou bien il digère mal des aliments auxquels il est pourtant habitué, ou bien encore il est exposé au contact de certaines substances, il respire certaines odeurs, certains gaz, ou bien encore il subit telle ou telle influence atmosphérique ; aussitôt, sans phénomènes précurseurs, sans symptômes préalables, sa peau devient le siège d'une éruption, soit générale, soit partielle ; éruption d'un aspect particulier, spécifique, avec un prurit pénible, souvent même intolérable, qui dure quelques heures ou quelques jours, pour cesser complétement avec ou sans intervention de la thérapeutique : puis, sous la moindre influence, et quelquefois même sans aucune cause appréciable, la démangeaison se reproduit avec tout son même cortége de symptômes. Le malade accuse une sensation d'extrême tension à la peau. « Ma peau est trop courte, me disait l'un d'eux dans son langage pittoresque ; il semble qu'elle va éclater ». La crise éruptive disparaît encore, et souvent brusquement, pour se reproduire dans quelques cas. Il arrive même fréquemment que ces retours d'éruption se font périodiquement à la même heure, avec une régularité presque mathématique et en l'absence de toute condition perceptible qui puisse expliquer cette parfaite périodicité. Enfin, fréquemment aussi il arrive que l'urticaire se réduit à la démangeaison, à l'insupportable prurit, et que l'éruption est si peu abondante, si extrèmement discrète, qu'elle peut passer inaperçue. Tout se réduit alors à la démangeaison, avec sensation d'une tension considérable de la peau. Voilà l'urticaire dans ses formes habituelles.

Or, transportons tous ces phénomènes aux bronches, et nous avons toutes les conditions de l'asthme et des formes les plus fréquentes de l'asthme :

1º Invasion soudaine et sous l'influence de causes le plus souvent inexplicables ;

2° Prurit et éruption à la surface bronchique, avec tension considérable, et dès lors anxiété respiratoire, dyspnée extrême, le calibre des bronches devenant trop étroit pour livrer passage, dans un moment donné, à la quantité convenable et nécessaire d'air ;

3° Cessation complète de la crise après plusieurs heures ou plusieurs jours, quand l'exanthème bronchique a disparu, comme pour l'exanthème cutané ;

4° Retour complet de la crise quand une nouvelle poussée exanthématique se fait aux bronches, et retour intermittent, périodique, absolument comme pour l'urticaire cutanée, et quelquefois même régulièrement intermittent, régulièrement périodique.

Il est impossible, je crois, de voir et même d'imaginer une plus complète identité.

N'est-ce pas là la véritable attaque d'asthme, d'asthme essentiel, comme l'a si admirablement décrite le professeur Trousseau dans les lignes suivantes :

« Un individu jouissant de la plénitude de la santé se couche aussi bien portant que d'habitude et s'endort tranquillement. Une heure, deux heures après, il est brusquement réveillé par un accès d'oppression des plus pénibles. Il éprouve dans la poitrine un sentiment de compression et de resserrement, une gêne considérable. Sa respiration est difficile et accompagnée d'un sifflement laryngotrachéal pendant l'inspiration. Cette dyspnée, cette anxiété augmentent : le patient se lève sur son séant : appuyé sur les mains, les bras ramenés en arrière, la face bouffie, quelquefois livide, rouge violacé, les yeux saillants, la peau couverte de sueur, il est bientôt obligé de se jeter hors du lit ; et, si l'appartement qu'il habite n'est pas suffisamment élevé de plafond, il court ouvrir sa fenêtre pour chercher au dehors l'air qui lui manque. Cet air libre et frais le soulage. Cependant l'accès dure une heure, deux heures, plus encore ; puis l'orage se calme... Le lendemain, il se met à ses affaires, mène sa vie habituelle... Le soir, presqu'à la même heure, l'accès se répète absolument semblable à celui de la veille, cédant comme lui pour revenir encore le lendemain, et revenant ainsi pendant trois, quatre, cinq, dix, vingt et même trente jours... »

Oublions un instant que la scène se passe du côté des bronches. Omettons les symptômes spéciaux en raison du siège du mal. N'est-ce pas là vraiment la très-complète description d'une crise d'urticaire ?

Si maintenant, au lieu de l'urticaire, nous observons l'eczéma, une autre forme éruptive apparaît, et elle correspond à une autre forme, très-commune aussi, de l'asthme.

Voyons, en effet, comment se développe et marche l'eczéma, et prenons comme type l'eczéma du visage, si souvent et si improprement décrit sous le nom d'*érysipèle*.

Un homme, très-bien portant d'ailleurs, a, soit à l'oreille, soit au nez, quelques petites croûtes insignifiantes, imperceptibles. Il y attache si peu d'importance qu'il néglige même de s'en jamais occuper. Puis un jour, à l'occasion soit d'une mauvaise digestion, soit d'une irritation locale, soit de l'impression de l'air froid, soit même, enfin, en l'absence de toute cause appréciable, une petite éruption rouge se fait au visage. Elle grandit rapidement, gagne toute la face, gagne même le cuir chevelu ; une multitude de vésicules caractéristiques propres à l'eczéma couvre les parties envahies, mais elle les couvre par des poussées, par des ondées successives et non simultanées, successives non-seulement dans des points différents, mais même sur la même place ; puis les vésicules se rompent, laissent suinter une abondante sérosité ; des croûtes se forment, très-minces, très-superficielles : elles tombent, et, si de nouvelles ondées eczémateuses ne se font pas, le mal est terminé. Mais, le plus souvent, des poussées successives en augmentent la durée, pour se reproduire, cesser, et se reproduire encore de la même manière pendant huit, dix, quinze ou vingt jours.

Ainsi, éruption d'abord très-phlegmasique, puis recouverte de petites vésicules, puis exsudation séreuse abondante, qui témoigne que le mal entre dans sa période de décroissance. Enfin, poussées successives, qui se font avant la disparition complète de la poussée précédente ; en sorte qu'il y a bien des redoublements, mais non de véritables intermittences, puisqu'il n'y a pas d'apyrexie complète.

Voilà l'eczéma. Voyons à quelle forme d'asthme il correspond.

Un malade est pris de coryza avec éternuments insupportables, fréquents, presque incessants, sans cause qui légitime ce rhume de cerveau. Le nez coule abondamment ; les yeux sont gonflés et remplis de larmes. Bientôt la muqueuse nasale redevient libre, et une crise d'asthme se déclare avec tous ses caractères habituels : la dyspnée, le sifflement et les bruits bizarres des bronches. L'accès dure le temps ordinaire, pour diminuer sans cesser complétement ; puis l'état fluxionnaire de la muqueuse nasale se reproduit, suivi encore d'une nouvelle crise d'asthme, et la même scène se renouvelle ainsi plusieurs jours, quelquefois même plusieurs semaines, toujours avec le même caractère d'accès se reproduisant à intervalles

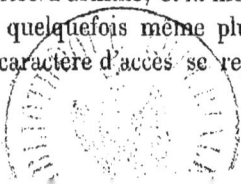

périodiques, peu réguliers, entre lesquels le retour à l'état normal n'est pas absolument parfait. Chaque détente, c'est-à-dire chaque fin d'accès, se termine par une abondante exsudation de matières muqueuses, filantes, en général d'autant plus épaisses, d'autant plus catarrhales que le mal approche de sa fin. Chaque retour d'accès, au contraire, est signalé par la suspension pendant quelques heures de cette exsudation muqueuse. Enfin, les derniers jours, la maladie est à peu près continue; l'état catarrhal devient prédominant et absorbe à lui seul toute l'affection. Analysons un pareil fait : qu'y trouvons-nous?

Un état fluxionnaire de la muqueuse nasale, qui envahit rapidement la trachée et les bronches, et y détermine des symptômes spéciaux en raison du siége du mal ; des poussées fluxionnaires successives, qui déterminent chaque fois une recrudescence, un redoublement plus ou moins marqué de ces symptômes ; une sécrétion plus ou moins abondante à la surface des membranes envahies, sécrétion dont la nature et la quantité permet en général d'apprécier le degré plus ou moins avancé du mal.

Qu'est-ce que tout cela, sinon la très-exacte description d'un eczéma aigu, modifié ici seulement par le siége qu'il occupe?

Il faut donc bien le reconnaître : l'asthme n'est rien autre chose que la psore bronchique, et les accès intermittents rien autre chose que des poussées, intermittentes aussi, de cette psore.

J'ai cité les deux types principaux, savoir : l'urticaire et l'eczéma, et je les ai comparés. Mais on comprend facilement combien il y a de variétés possibles, de nuances entre ces deux états.

L'urticaire réduite à la simple démangeaison sans éruption, n'est-ce pas la crise d'asthme sec, sans sécrétion aucune, et durant quelques heures?

L'eczéma avec sécrétion abondante et poussées, se répétant successivement, n'est-ce pas l'asthme humide, de longue durée, avec abondante expectoration?

En comprenant ainsi l'asthme, je n'établis pas, d'ailleurs, un fait sans analogue dans la pathologie.

Est-ce que toutes les membranes muqueuses ne sont pas souvent envahies par des affections herpétiques? Est-ce que l'ophthalmie, l'angine, l'entérite, la cystite, ne sont pas la manifestation fréquente d'une affection eczémateuse aiguë? Chaque jour l'observation le démontre, et chaque jour aussi elle fait voir le rôle immense que joue, dans la production et dans l'expression de ces prétendues phlegmasies, la diathèse herpétique.

Si les réflexions qui précèdent sont vraies, et pour moi je les considère comme incontestables, ce n'est donc pas dans l'élément nerveux, c'est-à-dire en définitive dans l'inconnu, qu'il faut chercher la cause de la périodicité des attaques d'asthme, l'intermittence de la dyspnée. La dyspnée est intermittente, les accès sont périodiques, parce que les poussées herpétiques sont, de leur nature même, toujours intermittentes, toujours périodiques.

Résumons donc encore toutes ces considérations en répétant : l'asthme est une affection herpétique aiguë des voies respiratoires.

La nature de l'asthme une fois bien établie, il me semble que la thérapeutique devait en devenir plus simple, plus facile, et surtout plus certaine. Je veux parler ici de la médication prophylactique, du traitement à longue portée, dirigé contre l'essence de la maladie, et destiné à prévenir le retour des attaques, et non de la médication propre à chaque crise, médication du moment, peu efficace d'ailleurs en général, et d'une action toujours limitée à la crise actuelle.

En voyant de près ce qu'ont écrit les auteurs, je parle de ceux qui ont fait les monographies les plus estimées, j'étais frappé de remarquer combien sont peu sérieuses leurs considérations relatives à la médication prophylactique. C'est à peine si, en dehors des conditions d'hygiène, quelque thérapeutique sérieuse est indiquée. Et même, circonstance fort remarquable, un grand nombre répétant fidèlement et avec respect les erreurs de leurs prédécesseurs, attribuent une influence favorable à des conditions d'hygiène bien plus propres à développer qu'à empêcher le retour de l'asthme. C'est ainsi qu'on voit des auteurs, si estimables d'ailleurs, recommander les climats chauds, insister sur les bénéfices qu'on doit retirer de la saison chaude, alors qu'il est pourtant d'observation, qu'en général le véritable asthme, le seul dont il soit question dans ce travail, est une maladie des climats chauds et des saisons chaudes.

Que d'autres erreurs semblables j'ai rencontrées à l'égard de cette maladie ! que d'auteurs j'ai vus méconnaître ce qu'Hippocrate a pourtant indiqué, à savoir, que l'asthme s'observe, même assez communément, dans l'enfance ! Combien peu ont voulu saisir à quel point l'asthme est une maladie libre dans ses allures, indépendante de toutes les conditions d'hygiène auxquelles nous avons la prétention de la soumettre !

Quant à la thérapeutique préventive, elle est le plus souvent complétement passée sous silence. L'accès vient : on s'efforce d'aider à la guérison ; quelquefois même on s'attribue le mérite d'y avoir largement pris part, et on ne fait rien d'actif pour prévenir le retour d'un autre accès.

Cette abstention est regrettable ; elle repose sur la parfaite incertitude dans laquelle on est quant à la nature de la maladie. L'accès passé, on ne sait vraiment trop contre quel élément morbide diriger un traitement. On ne fait rien, parce qu'on ne sait que faire, et qu'on ne veut pas faire une médication insignifiante.

J'en étais là jusqu'au jour où mon opinion sur la nature de l'asthme fut enfin bien établie. Je me dis alors que, si l'asthme est une affection herpétique, s'il est la manifestation aux bronches de la diathèse dartreuse, on devait en prévenir le retour par les moyens qui, habituellement, préviennent le retour des affections dartreuses cutanées.

La médication préventive avait dès lors une base : elle reposait sur une théorie dont la vérité m'était démontrée. Elle devenait de l'expérimentation sérieuse, au lieu d'un aveugle empirisme.

Or, j'avais vu que, de tous les moyens préconisés pour modifier la diathèse herpétique et prévenir ainsi la reproduction de ses manifestations cutanées, ceux sur lesquels on pouvait le plus compter étaient les préparations sulfureuses et les préparations arsenicales.

Je me dis donc : je donnerai tout d'abord les sulfureux, moyen plus inoffensif, d'un emploi plus facile, exempt de tout danger ; et, en cas d'insuffisance, j'arriverai pour les asthmes rebelles à l'usage des arsenicaux.

De tous les sulfureux, le premier qui se présenta à mon esprit fut l'eau minérale sulfureuse, et par excellence celles de Baréges, de Bonnes et de Cauterets. J'avais vu si souvent ces trois sources me rendre d'étonnants services dans le traitement des affections cutanées, des angines granuleuses, des maladies herpétiques du col utérin, et même Bonnes dans quelques diarrhées chroniques, que je croyais pouvoir compter sur leur effet.

Ma surprise fut grande de les voir d'une absolue inefficacité.

J'en étais là lorsque, il y a déjà bien des années, un malade vint me demander de soumettre son frère, atteint d'asthme, à une médication qui l'avait débarrassé lui-même de cette cruelle maladie. Il me raconta que, pendant plusieurs années, il avait pris de 50 centigrammes à 1 gramme de fleur de soufre (soufre sublimé et lavé), chaque matin pendant vingt jours d'abord chaque mois, puis, après un certain temps, pendant une dizaine de jours seulement par mois, et qu'il était aujourd'hui radicalement guéri depuis plusieurs années, guéri au point d'avoir pu s'enrhumer plusieurs fois sans que l'asthme reparût.

On comprend facilement si j'autorisai le malade, et, à dire vrai, je l'engageai vivement à suivre cette médication. Rien ne pouvait m'intéresser davantage.

J'avais des idées trop arrêtées en thérapeutique pour croire que le choix de la préparation sulfureuse fût indifférent, et que l'action de la fleur de soufre fût identique à celle des Eaux-Bonnes, de Baréges, de Cauterets ou de Saint-Sauveur. J'étais trop convaincu qu'il y a en thérapeutique des analogues, mais jamais des succédanés. La fleur de soufre ne me parut pas plus être l'eau sulfureuse, que le quinquina n'est le sulfate de quinine, que la morphine n'est le laudanum. C'était donc une médication nouvelle à expérimenter. Je le fis, et d'autant plus volontiers qu'elle ne pouvait entraîner aucun danger.

Or, de toutes les expériences que j'ai tentées, des faits que j'ai observés, il est résulté pour moi cette conclusion, que la fleur de soufre est un moyen d'une prodigieuse puissance dans la médication préventive de l'asthme. Tous les cas contre lesquels j'ai administré le soufre ont été modifiés; un certain nombre entièrement guéris.

Voici le procédé thérapeutique auquel j'ai habituellement recours :

Je prescris la fleur de soufre à la dose quotidienne de 50 centigrammes à 1 gramme, suivant l'âge du malade, à prendre en une seule fois, le matin, soit à jeun, soit au moment du déjeuner. Cette dose est continuée cinq ou six mois, pendant vingt jours chaque mois, puis pendant un an ou dix-huit mois ou deux ans, pendant dix jours seulement chaque mois.

Il est impossible d'imaginer un traitement plus simple ou plus facile.

En général, le remède est bien accepté par l'estomac. En général aussi, il ne produit ni vomissements, ni diarrhée, ni constipation. Il passe d'une manière très-indifférente, et, dans les cas fort rares où il exerce une petite action purgative, l'association d'une très-faible quantité d'opium met bientôt fin à ce mauvais effet.

La fleur de soufre se mêle difficilement à l'eau, en raison de sa ténuité et de sa légèreté. On peut alors, ou bien n'ajouter l'eau que peu à peu, goutte par goutte, ou bien prendre le remède avec un peu de confiture ou dans une cuillerée de soupe.

J'ai obtenu de cette médication des résultats que je n'hésite vraiment pas à appeler très-remarquables. Je voudrais pouvoir citer ici quelques observations bien concluantes. Je me bornerai à deux qui me semblent aussi complètes que possible. Il s'agit d'asthmes héréditaires, condition dont aucun praticien ne peut méconnaître l'importance.

Obs. I. Mlle M. G*** est née d'une mère qui a eu plusieurs attaques d'asthme, et quelques-unes d'une fort grande intensité. Sa première enfance a été généralement bonne, à cela près d'une notable susceptibilité de la gorge, et de petites éruptions furfuracées fréquentes au visage et au cuir chevelu.

A l'âge de sept ans et demi à huit ans, elle est prise d'une affection aiguë des bronches qui frappe vivement mon attention. Soudainement une oppression considérable se manifeste, avec sifflement laryngo-trachéal très-prononcé, sans altération bien grande pourtant de la voix. Pas de matité à la percussion, et à l'auscultation les râles sibilants et chantants particuliers à l'asthme. Chaque soir l'oppression redouble, l'accès devient plus violent. L'enfant n'a de respiration possible qu'à la condition de rester presque assise dans son lit.

Cet état se prolonge plusieurs jours, en dépit d'une médication active, et se termine par une exsudation abondante de matières glaireuses et filantes.

Des crises semblables se reproduisent tous les mois, toutes les six semaines, tous les deux ou trois mois ; quelques-unes semblent frapper d'emblée les bronches ; le plus grand nombre débutent par un coryza très-pénible, par d'insupportables éternuments. En général, presque toutes semblent se produire à l'occasion de quelque refroidissement, et je constate qu'après un certain temps, six à sept mois environ, il reste, dans l'intervalle, de l'oppression habituelle, oppression assez grande pour rendre extrêmement pénible tout mouvement d'ascension un peu élevée ou de marche un peu rapide.

A mesure que les crises se succèdent, elles gagnent en intensité, en sorte que chacune devient pour la famille un nouveau sujet d'inquiétude que j'ai peine à calmer.

Une pneumonie survient incidemment et elle se prolonge pendant environ vingt jours, avec un caractère d'extrême gravité. Une médication très-énergique devient nécessaire : la digitale à haute dose, le kermès également à haute dose, enfin de nombreux vésicatoires volants.

La pneumonie guérit complétement, non sans beaucoup de peine ; mais elle ne met pas fin aux crises d'asthme.

Trois mois environ après la pneumonie se reproduit un accès d'asthme, bientôt suivi d'autres accès également intenses, également fréquents, et toujours avec de l'oppression habituelle entre les accès, ce qui n'existait pas primitivement. M. Louis est consulté à Paris, et diagnostique, comme je l'avais déjà fait, un emphysème pulmonaire, emphysème que j'avais vu se développer consécutivement aux accès d'asthme éprouvés par la malade.

Toute médication échouant, je conseille une saison aux eaux du Mont-Dor. On y conduit l'enfant; elle est examinée par le bon et habile docteur Bertrand, qui constate l'asthme, et fait suivre avec le plus grand soin la médication thermale.

L'eau du Mont-Dor est prise également à domicile, quelques mois après que l'enfant a été ramenée à Tours.

De tous les moyens employés, l'eau du Mont-Dor est certainement celui dont l'efficacité a été le plus incontestable. Pendant quelques mois, les attaques d'asthme cessent complétement, l'oppression disparaît, le retour à la santé est à peu près parfait. Mais bientôt une nouvelle attaque survient, et elle ouvre la série de crises nouvelles aussi, et d'une grande intensité.

C'est alors que la mère de l'enfant me parle de l'usage de la fleur de soufre, moyen dont je lui avais annoncé l'emploi, et qui lui avait été recommandé par une personne guérie elle-même de cette cruelle maladie. La médication est aussitôt commencée, il y a environ deux ans et demi.

Pendant un mois l'enfant, alors âgée de onze ans environ, prend chaque matin une dose de 50 centigrammes de soufre sublimé et lavé.

Puis elle cesse pendant quinze jours.

Elle reprend pendant un mois, de la même manière, et exactement à la même dose.

Elle cesse quinze jours.

Elle reprend un mois.

Elle cesse un mois.

Et depuis ce moment elle continue l'usage du soufre pendant un mois, pour cesser un mois, puis reprendre un mois, et ainsi de suite régulièrement.

Je dis régulièrement, bien que de temps en temps plusieurs circonstances aient fait interrompre l'usage du médicament. Ainsi, des indispositions de l'enfant ou des parents; ainsi encore plusieurs voyages, pendant lesquels on s'est dispensé de se charger du remède.

Or, voici ce que j'ai constaté, et qui m'a paru vraiment remarquable, ce sur quoi j'appelle de la manière la plus particulière l'attention des praticiens.

On ne peut pas dire que, depuis le premier jour du traitement, il y ait eu vraiment un seul accès d'asthme. L'enfant n'a pas non plus la moindre oppression habituelle. Elle monte sans difficulté un escalier élevé, elle court, elle marche rapidement. Enfin, et c'est là un point capital, elle a été prise plusieurs fois de rhumes, et même de rhumes violents, sans que l'asthme se soit reproduit, sans oppression, sans sifflements, sans les râles spéciaux à l'asthme. Il est impossible de reconnaître l'enfant d'autrefois.

Voilà, si je ne me trompe, un fait singulièrement concluant. Résumons-le en quelques lignes : qu'y voyons-nous ?

Un asthme héréditaire, des crises rapprochées qui finissent par déterminer de l'emphysème pulmonaire; toutes les médications, y compris le séjour aux eaux minérales du Mont-Dor, parfaitement inefficaces, l'asthme persistant dans sa forme la plus complète et la plus incontestable. Le traitement par le soufre sublimé est commencé, et, depuis deux ans et demi, pas une seule crise ne se produit : l'emphysème disparaît avec la cause qui l'avait déterminé. L'enfant s'enrhume impunément, c'est-à-dire, sans que le rhume devienne l'occasion d'une nouvelle crise d'asthme.

Qu'on l'explique comme on voudra : c'est là, si je ne m'abuse, un fait singulièrement significatif.

L'observation suivante ne me semble pas moins concluante :

Obs. II. Mme X***, âgée de trente-huit ans, née d'un père asthmatique, a eu une enfance généralement bonne. Sa poitrine n'a jamais donné la moindre inquiétude. Elle s'enrhumait assez facilement, mais jamais les rhumes ne présentaient chez elle, ni une grande intensité, ni une grande ténacité. Elle n'a jamais été atteinte ni de pleurésies, ni de pneumonies, ni d'hémoptysies.

Pendant longtemps, elle a eu dans le cuir chevelu une éruption furfuracée, qu'à sa description je crois pouvoir rattacher à la pityriasis.

Il y a environ cinq ans, à l'occasion d'un rhume de cerveau, la malade me raconta qu'elle avait été prise d'une violente crise d'oppression. Le mal fit invasion au milieu de la nuit, que la malade acheva assise sur séant, et dans la complète impossibilité de se coucher sur les oreillers. La poitrine faisait entendre toute sorte de bruits musicaux, *un véritable jeu d'orgues*, me dit la malade. Le médecin, appelé, constata et annonça qu'il s'agissait d'une violente crise d'asthme. Il prescrivit une potion, un bain de pieds fortement sinapisé, et fit fumer des cigarettes de datura stramonium.

Depuis ce moment, les crises se répétaient de temps en temps, duraient quelques jours; extrêmement rares pendant l'hiver, très-fréquentes pendant l'été. A l'époque des chaleurs, la malade passait rarement six semaines sans crise. Elle en avait une ou deux seulement pendant l'hiver. Du reste, dans l'intervalle des crises, la santé générale était parfaite, la respiration s'exécutait très-librement, à cela près d'un peu de gêne à l'occasion, soit des mouvements d'ascension, soit de marche un peu rapide.

A chaque nouvelle crise, on recommençait la même médication : potions variées, applications de farine de moutarde, cigarettes de datura stramonium. L'emploi de tous ces moyens amenait certainement un résultat, mais un résultat vraiment bien insuffisant.

Je fus consulté à cette époque.

C'était vers le milieu du mois de janvier 1859.

J'examinai la malade, et je constatai la parfaite intégrité de l'organe pulmonaire. Aucun bruit anormal, soit à l'auscultation, soit à la percussion, à cela près peut-être d'un peu d'emphysème, et je dis *peut-être;* car le symptôme sur lequel j'appuyais mon jugement lors d'une auscultation, n'était plus perceptible à l'auscultation suivante. Rien au cœur.

Je prescrivis :

Chaque mois, prendre pendant vingt jours, le matin, 60 centigrammes de fleur de soufre sublimé et lavé; continuer cette médication, même pendant les crises d'asthme, s'il en survient.

Et, dans ce cas, pendant la crise, prendre pendant trois jours consécutifs une dose vivement purgative de teinture de jalap composée, tout en continuant le soir l'usage de la fleur de soufre.

Or, voici ce qui se produisit :

Pendant l'hiver de 1859, pas de crise; pendant tout l'été de 1859, une seule petite crise très-insignifiante de trois jours, en juin, et une de deux nuits et un jour, plus insignifiante encore, en août. Ces deux crises tellement faibles, que la malade n'a pas gardé la chambre, qu'elle n'a pas appelé le médecin, et qu'enfin elle n'a pas cru nécessaire de recourir à la médication purgative que j'avais indiquée comme possible.

Depuis ce moment, hiver de 1859-1860, et été de 1860, aucune crise, pas une seule ne s'est manifestée. La malade a eu un rhume en septembre 1860, sans oppression, sans aucun des caractères de l'asthme. Tout l'été, si pluvieux, de 1860, tout l'hiver jusqu'à présent si mauvais, se sont passé sans que la moindre crise ait reparu. L'usage du soufre a été continué avec la plus grande exactitude.

Il est vraiment impossible de ne pas être frappé du résultat qu'a produit ici la médication. Certainement je suis, autant et plus peut-être que tout autre praticien, disposé à faire à la nature une large part dans nos succès thérapeutiques. Mais ici l'effet du remède est trop directement appréciable pour pouvoir être nié.

Résumons donc en disant : le soufre sublimé et lavé, convenablement et longtemps administré, constitue un excellent moyen préventif de l'asthme.

Agirait-il de même quand la crise d'asthme est survenue? je ne voudrais vraiment pas le dire. Je l'ignore ; mais je dois à l'obligeance de mon excellent confrère, M. Prévault de Loches, la connaissance d'un fait dans lequel un accès d'asthme a été, chez un homme déjà d'un certain âge, très-rapidement enrayé par ce précieux agent médicamenteux. C'est un point sur lequel mon attention est fixée. J'y regarderai de près, et pour peu qu'un certain nombre de praticiens s'en occupent aussi, la question sera bientôt jugée.

Il est pourtant des cas dans lesquels le soufre a complétement échoué, sans modifier utilement l'asthme, ou tout au moins sans diminuer la fréquence des accès. Je le prescrivais de la même manière, à la même dose, et je n'obtenais pas de résultat.

J'ai rapproché ces faits de ce qui se passe dans les affections dartreuses du système cutané. J'avais vu là, et bon nombre de fois, le mal résister à la médication ordinaire et nécessiter l'emploi d'autres moyens. Après y avoir réfléchi, je me suis dit : ces asthmes sont rebelles à la manière de ces affections dartreuses si tenaces. Je les attaquerai de même à la fois et par l'application d'un vésicatoire entretenu pendant longtemps, ou de tout autre exutoire cutané, et par l'usage intérieur des préparations arsenicales.

Pourquoi l'exutoire? Je sais bien que l'action de ce moyen a été contestée. Je n'ai point oublié la discussion de l'Académie à ce sujet. Mais il y a quelqu'un dont l'autorité est plus grande encore ; et ce quelqu'un, peu discoureur, mais très-pratique, c'est la presque universalité de nos confrères qui, dans les affections chroniques dartreuses des systèmes cutané ou muqueux, n'hésitent pas à appliquer en permanence un exutoire. Je l'ai donc fait et je m'en suis bien trouvé.

Quant aux préparations arsenicales, la liqueur de Fowler me semble mériter la préférence. Elle est facile à doser par gouttes ; elle est connue dans toutes les pharmacies ; enfin elle est, en tant que préparation arsenicale, d'un effet bien autrement certain que les pilules asiatiques. J'ai donc prescrit la liqueur de Fowler, et je l'ai fait de la manière suivante :

Pendant vingt jours, chaque mois, la malade fait usage de la liqueur, à la dose d'abord de 2 gouttes matin et soir, et en augmentant progressivement tous les deux jours, jusqu'à 6 gouttes, matin et soir. La tolérance s'établit en général assez bien et assez vite, sans qu'il soit besoin de la faciliter par l'addition de quelque autre moyen médicamenteux.

Après trois mois, au lieu d'interrompre seulement pendant dix jours, j'interromps pendant un mois, et même, dans le cours du traitement, si quelque symptôme pénible se produit, résultant de l'action topique de la préparation arsenicale sur l'estomac, je n'hésite pas à interrompre momentanément.

La médication ainsi faite ne présente vraiment aucun danger. Je le prévoyais bien, après avoir vu le professeur Trousseau conseiller impunément, et avec de grands avantages, aux asthmatiques, l'usage des fumigations arsenicales, et la plupart des dermatologistes les recommander dans les affections cutanées rebelles. Je n'avais point oublié l'excellente formule de Devérgie.

Cette médication m'a donné des résultats inespérés dans deux cas que je n'oublierai jamais, et un résultat moins complet dans un autre cas où j'avais tout d'abord méconnu l'asthme, tant l'élément catarrhal de la maladie était prédominant. Je le recommande donc à l'attention des praticiens, et je le fais, très-fermement convaincu qu'il y a là un puissant moyen d'action contre les asthmes invétérés, rebelles à toutes les médications, qui font de temps en temps notre désespoir.

Est-ce à dire que l'asthme devient une maladie qu'on peut toujours guérir ? A Dieu ne plaise que je veuille ni le penser, ni le dire. Aucune médication, dans aucune maladie, ne jouit du privilége de guérir toujours, aucune, quelle qu'elle soit. Ce que j'ai voulu seulement établir dans ce travail, ce sont les propositions suivantes :

1° L'asthme n'est qu'une manifestation, sur les voies respiratoires, de la diathèse herpétique ;

2° Dans les cas habituels, ordinaires, l'usage de la fleur de soufre constitue une héroïque médication préventive ;

3° Dans les cas plus graves, plus invétérés et rebelles à l'usage du soufre sublimé, les préparations arsenicales constituent une excellente médication prophylactique.

Que les praticiens observent, que de leur côté ils expérimentent, mais qu'ils le fassent dans des conditions d'asthme véritable, légitime, et non de dyspnée liée à une affection organique du cœur, des gros vaisseaux ou du poumon. Leurs recherches ne feront, je l'espère, que confirmer les considérations, soit de pathologie, soit de thérapeutique, que j'ai exposées dans ce mémoire.

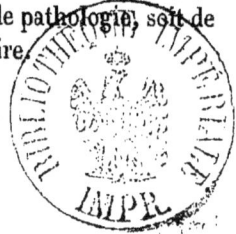

Paris. — Typographie Hennuyer, rue du Boulevard, 7.

www.ingramcontent.com/pod-product-compliance
Lightning Source LLC
Chambersburg PA
CBHW050439210326
41520CB00019B/5989